EAUX MINÉRALES

DE BARÈGES.

Imprimerie de Worms, 46, boulevart Pigale, Montmartre.

HOPITAL MILITAIRE

DE

BARÈGES.

Considérations spéciales sur l'emploi des eaux de la vallée de Barèges dans les maladies chroniques.

(Extrait de la Revue des Eaux minérales.)

Par le docteur BAUDENS,
Médecin en chef de l'hôpital militaire de Barèges.

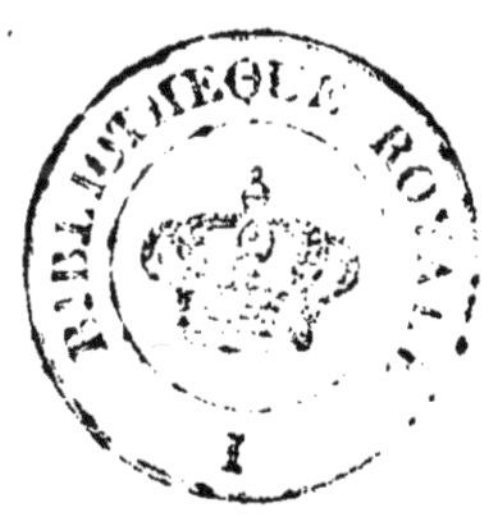

PARIS,
PASSAGE DES PANORAMAS, GALERIE MONTMARTRE, 19.

1844.

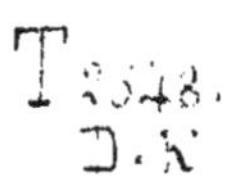

HOPITAL MILITAIRE DE BARÈGES.

Considérations spéciales sur l'emploi des eaux de la vallée de Barèges dans les maladies chroniques, par M. Baudens, médecin en chef.

Les eaux sulfureuses de la vallée de Barèges présentent une gradation thermale des plus étendues, depuis 25 jusqu'à 45 degrés centigrades, ce qui permet de les adapter aux nuances variées des maladies.

Avant de passer en revue les maladies que ces eaux sont destinées à combattre, rappelons (1) que nous avons divisé ces eaux en *chaudes* et *tempérées*. Cette classification a été basée sur le degré de leur chaleur, selon qu'il est supérieur ou inférieur à celui du sang humain.

A l'aide des premières on exerce une action stimulante sur l'organisme, tandis qu'avec les secondes on obtient une action sédative, ce qui résulte de la quantité de calorique que les unes ajoutent à l'organisme et que les autres lui enlèvent.

(1) Voir : *Eaux thermales de la vallée de Barèges*, par l'auteur. Considérations générales.

RHUMATISMES.

Le rhumatisme tient le premier rang parmi les maladies qui viennent réclamer les effets salutaires des eaux thermales de Barèges.

Il s'y trouve souvent dans une période de chronicité avancée, et envahit une ou plusieurs régions musculaires, soit du tronc, soit des membres, ou bien une ou plusieurs articulations.

Le rhumatisme musculaire existe quelquefois en même temps que le rhumatisme articulaire; mais le plus souvent le rhumatisme, au lieu d'être simultané, passe alternativement de l'un à l'autre.

Cette affection, fixe ou mobile, ne révèle généralement sa présence que par des douleurs intermittentes ou continues, accompagnées ou non d'un sentiment de raideur et de faiblesse dans les mouvements; mais, quand elle date de plusieurs années et qu'elle a pris, en quelque sorte, droit de cité dans les parties vivantes, elle détermine des accidents plus ou moins graves. Les faisceaux musculaires sont flasques, atrophiés, et quelquefois rétractés, et offrent tous les phénomènes propres à la paralysie. Les articulations sont engorgées, plus ou moins ankilosées, ou deviennent le siége d'épanchements synoviaux.

La science du médecin est de savoir reconnaître les circonstances où il sera utile de se servir de la médication excitante avec les eaux chaudes (38 degrés centigrades etau-dessus), ou bien de la médication sédative avec les eaux tempérées, et d'adapter l'une ou l'autre médication aux diverses phases de ces maladies.

Chaque fois que le rhumatisme musculaire sera passé à l'état chronique, et qu'il se présentera avec une rémission complète de toute réaction inflammatoire, on peut, de prime abord, recourir aux eaux chaudes.

Le paroxisme, qui s'annonce ordinairement dès les premiers jours, tant qu'il ne dépasse pas les limites d'une excitation modérée, est toujours un signe favorable; mais, s'il menace de grossir et d'éclater en une scène orageuse, il faut se hâter de suspendre l'épreuve thermale.

Certains rhumatismes vivent dans un état d'exaspération permanente qui réclame l'usage préalable des eaux tempérées; ce n'est que quand le calme sera bien établi qu'on devra faire un appel aux eaux chaudes, en y arrivant toutefois graduellement et avec prudence.

Les eaux seront prises d'abord en bains et en boissons, en se conformant aux règles que nous avons données dans nos considérations générales. La douche ne viendra que plus tard seconder puissamment les deux premiers modes d'administration, surtout la grande douche de Barèges, qui laisse dégager des nuages épais de vapeurs brûlantes, tandis que par sa pression mécanique, quoique légère, elletend à rappeler la nutrition et les forces normales; à mesure que la phlegmasie locale se neutralise, on voit les crises cutanées se dessiner davantage et assurer la guérison.

Le rhumatisme articulaire, en raison de sa plus grande susceptibilité à reparaître à l'état aigu, réclame de la part du médecin la surveillance la plus active; c'est ici le cas d'agir avec lenteur et de tâter la maladie par les eaux tempérées, surtout s'il existe encore de la sensibilité ou quelques élancements douloureux. Il faut bien se rappeler qu'il y a peu de chances de déplacer ces affections quand, déjà anciennes, elles s'accompagnent de désordres organiques; il est même à craindre de voir l'excitation artificielle la plus légère se déverser sur les articulations malades et les compromettre davantage. Ce n'est que progressivement, et à une époque déjà éloignée du dernier paroxisme, que l'on pourra employer les eaux chaudes avec succès et sans crainte de revers, surtout pour combattre efficacement le gonflement, la rigidité et la faiblesse des articulations, accidents que l'on voit souvent survivre à l'extinction des symptômes primitifs.

Dans ces circonstances, il faut user avec réserve de la douche, qu'on devra donner d'abord en arrosoir avant de passer à celle à jet unique. La colonne aqueuse devra être lancée sur le voisinage des articulations malades, et ne s'en rapprocher que successivement; si on se décide à la porter sur le siége même de la maladie, on aura soin d'en diminuer l'activité mécanique en lui donnant une direction oblique, mais jamais perpendiculaire.

Dans les deux variétés rhumatismales, il est bon de modifier la constitution individuelle qui entretient la maladie par des saignées générales, par un régime doux et parcimonieux, et par l'observation stricte des règles de l'hygiène.

Il faut surveiller l'état du tube digestif et seconder l'action des eaux par quelques purgatifs, surtout s'il se manifeste de la constipation ; éviter les alternatives du froid et du chaud, si fréquentes à Barèges ; choisir des appartements exposés au midi ; prendre les bains dans les moments de la plus haute température du jour, les suspendre dans les temps froids et humides ; à la sortie du bain, se mettre dans un lit chaud, et favoriser la transpiration par quelques infusions aromatiques.

Le tableau synoptique ci-joint fera voir combien les eaux de Barèges sont efficaces dans les rhumatismes même les plus graves. Si ces eaux n'amènent pas toujours une cure radicale, du moins elles imposent à ces maladies une trève, que l'on pourra toujours prolonger par des visites périodiques à nos thermes ; elles retrempent le système cutané de manière à le rendre moins impressionnable aux influences atmosphériques et à réveiller son activité, généralement affaiblie, surtout chez les vieillards. On se mettra ainsi à l'abri de ces fréquentes récidives qui font le désespoir des malades et l'écueil de la thérapeutique ordinaire.

Les désordres que nous avons signalés comme étant le triste apanage des rhumatismes très anciens, tels que l'atrophie, la rétraction et la paralysie des muscles, l'engorgement, l'ankilose incomplète et l'hydropisie des articulations, s'améliorent comme par enchantement, et ne demandent souvent que deux saisons pour disparaître entièrement.

Première observation. — Rhumatisme articulaire.

Girard, soldat de marine (36 ans, tempérament lymphatique, constitution détériorée), éprouvait depuis trois ans des douleurs plus ou moins vives, permanentes, voyageant alternativement des articulations des genoux à celles des pieds.

Rien d'insolite ne semblait trahir extérieurement la présence du rhumatisme, si ce n'est un épanchement synovial assez considérable au genou droit, qui, en raison de sa grande susceptibilité à se paroxismer, semblait être le point de départ de la maladie.

Malgré l'usage des eaux tempérées, qui furent administrées en boissons et en bains de peu de durée, et avec toutes les réserves nécessaires, les douleurs se renouvelèrent plusieurs fois sans rien perdre de leur violence.

Cependant, grâce à la persévérance de la médication, dont les effets furent heureusement secondés par des intervalles de repos et par la confiance du malade, vers le soixantième bain la rémission parut s'établir, l'amélioration fut satisfaisante, les douleurs devinrent faibles, fugaces; l'extrémité malade acquit de la force, et le genou droit reprit sa dimension normale par la résorption des liquides épanchés.

Le bien-être obtenu se soutint pendant l'hiver; les douleurs furent rares et peu vives. Une seconde saison, pendant laquelle le malade put soutenir l'action des eaux chaudes, compléta le succès de l'année précédente.

Deuxième observation. — Rhumatisme musculaire.

Parit, soldat d'artillerie (43 ans, tempérament sanguin), éprouvait une grande faiblesse et un sentiment de douleur dans les mouvements du bras droit.

Ces accidents résultaient d'un rhumatisme musculaire sujet à de fréquentes récidives et datant de deux ans.

58 bains des eaux chaudes, 20 grandes douches, 50 litres d'eau en boisson, ont bien rétabli les forces et la liberté des mouvements ; les douleurs ont persisté d'abord, mais elles ont cédé tout-à-fait quand l'économie est rentrée dans son suédisme normal.

Troisième observation. — Rhumatisme musculaire.

C..., officier de marine (tempérament sanguin, 67 ans), était depuis 15 ans, à la suite de fatigues de mer, tourmenté par des douleurs musculaires presque continuelles, se répétant tantôt dans le bras droit, tantôt dans la région lombaire; il éprouvait, en même temps, beaucoup de difficulté et de raideur dans les mouvements des parties malades.

On fit précéder l'usage des eaux chaudes par celui des eaux tempérées, pour calmer d'abord l'état d'exaspération permanente.

30 bains à 35 degrés centigrades, 15 bains à 40 degrés, 15 petites douches, ont déterminé une amélioration notable; il ne reste plus que quelques douleurs vagues dans le bras, qui ne tarderont pas à disparaître ; la région lombaire est tout-à-fait dégagée et les mouvements y sont libres et faciles.

Dans les affections de la région lombaire, il faut bien étudier si on a affaire seulement à une lésion de système musculaire, et ne pas confondre celle-ci avec celle des fibres ligamenteuses, ou même du tissu osseux; car si, dans le premier cas, les eaux de Barèges seules réussissent infailliblement, dans le second il faut souvent avoir, en même temps, recours à d'autres moyens thérapeutiques.

Quatrième observation.—Rhumastisme musculo-articulaire.

M..., officier de marine (29 ans, tempérament lymphatique), était, par suite d'une contusion assez violente, atteint depuis 4 ans d'un rhumatisme des muscles de la cuisse droite, sujet à de fréquentes exaspérations, mais indolent lors de l'arrivée du malade à Barèges, le genou droit lui-même, influencé d'une manière fâcheuse, était le siége d'un sentiment de fourmillement et de torpeur, et fléchissait tout-à-coup pendant la marche.

35 bains des eaux chaudes, 28 grandes douches, 50 litres d'eau en boisson ont suffi pour faire disparaître, en grande partie, tous les accidents relatés ; la nutrition est meilleure, il y a plus de force dans les mouvements, les douleurs ne se sont pas renouvelées, les crises sudorifiques ont été abondantes.

Cinquième observation. — Rhumatisme musculaire.

Isalis (tempérament sanguin, 24 ans) vint à Barèges pour s'y faire traiter d'un rhumatisme musculaire du bras droit, qui datait de 18 mois. Cette affection, contractée à la suite d'une marche par un temps pluvieux, était sujette à de fréquentes exaspérations, et se compliquait d'une atrophie assez considérable du membre malade et d'une grande faiblesse dans les mouvements.

La rémission complète de la maladie permit de faire usage immédiatement des eaux chaudes.

60 bains, 28 grandes douches, 45 litres d'eau en boisson, ont rétabli la nutrition normale et rappelé les forces en grande partie. Quelques douleurs se sont bien renouvelées dans les premiers jours, mais n'ont plus reparu depuis; les sueurs ont été très abondantes, surtout vers le milieu du traitement.

Sixième observation.—Rhumatismle articuaire.

Bremont, gendarme (41 ans, tempérament lymphatique

sanguin), était depuis longtemps atteint d'un rhumatisme des diverses articulations du bras droit, surtout de celles des doigts; cette affection se révélait fréquemment par des douleurs très vives ; mais, pour le moment, rien n'accusait son existence, si ce n'est un engorgement de certaines articulations phalangiennes et une grande faiblesse dans les mouvements du membre.

Après avoir tâté la susceptibilité nerveuse des parties malades, au moyen de 15 bains tempérés, ce militaire fit usage des eaux chaudes en bains (40), en douches (10) et en boissons, sans éprouver nullement les phénomènes de la surexcitation thermale. L'amélioration est des plus grandes, les mouvements sont plus faciles et plus forts, la tuméfaction est tombée en grande partie ; les effets consécutifs, ou bien une seconde saison, devront terminer la cure.

Ce n'est qu'après avoir fait taire l'éréthisme douloureux, que nous avons eu recours à la médication stimulante, qui a été suivie de sueurs révulsives abondantes.

Septième observation.— Rhumatisme musculo-articulaire.

Bertin, soldat de marine (42 ans, tempérament sanguin), était depuis 2 ans tourmenté par un rhumatisme de toute l'extrémité droite inférieure, sévissant tantôt sur les muscles, tantôt sur les articulations.

Les douleurs se répétaient d'une manière vive et presque permanente. Le genou était incomplétement ankilosé, et l'amaigrissement du membre était assez prononcé.

Tous ces accidents, quoique très graves, ont cédé entièrement à 25 bains d'eaux tempérées, à 25 bains d'eaux chaudes, à 20 grandes douches et à 96 litres d'eau en boisson.

TABLEAU SYNOPTIQUE DES RHUMATISMES

traités par les eaux thermales.

			Guérison.	Amélioration	Effet nul.	Exaspération.	Tot. des maladies.
RHUMATISMES	MUSCULAIRE.	Sans lésion apparente.	24	17	4	2	47
		Avec raideur et difficulté des mouvements.	2	5	0	»	7
		Avec faiblesse musculaire, paralysie incomplète.	10	7	1	»	18
		Avec amaigrissement.	1	2	»	»	3
		Avec amaigrissement et paralysie	2	6	2	»	10
		Avec induartion.	1	»	»	»	1
	ARTICULAIRE.	Sans lésion apparente.	18	20	5	»	43
		Avec engorgement.	8	9	5	»	22
		Avec raideur et difficulté dans les mouvements.	9	5	»	»	14
		Avec faiblesse, paralysie incomplète.	7	2	»	»	9
		Avec ankilose.	6	3	5	»	14
		Avec ankilose et atrophies des muscles.	»	»	2	»	2
		Avec relâchement des ligaments et hydropisie.	1	4	1	2	8
		Avec amaigrissement des muscles.	5	6	1	»	12
		Avec œdème des extrémités inférieures.	3	»	»	»	3
		Nodosités, difformités, déviations.	1	1	1	»	3
	MUSCULO-ARTICULAIRE.	Sans lésion apparente.	3	1	1	»	5
		Avec engorgement.	»	1	»	»	2
		Avec amaigrissement.	»	2	»	»	2
		Avec amaigrissement, débilité musculaire.	1	»	1	»	2
		Avec ankilose.	»	1	»	»	1
		Avec raideur et difformité dans les mouvements.	»	1	1	»	2
		Total.	102	93	31	4	230

NÉVRALGIES.

Les névralgies se présentent, à Barèges, dans une phase de chronicité généralement assez avancée, où les douleurs seules ne jouent pas toujours le rôle principal. Les douleurs périodiques ou continues, fixes ou mobiles, s'étendant à tout un cordon nerveux, ou bien se circonscrivant sur un seul point du nerf malade, s'accompagnent souvent, et cela en raison de leur âge, des phénomènes suivants : engourdissement, torpeur, agitation convulsive des muscles, raideur tétanique, affaiblissement plus ou moins marqué du mouvement et de la sensibilité, qui parfois, au contraire, est exaltée. L'action nerveuse qui préside à la nutrition finit par se pervertir ; les muscles de la partie affectée deviennent flasques, maigrissent; les membres s'atrophient et offrent tous les phénomènes propres à la paralysie.

Pour bien préciser l'action des eaux thermales dans ces circonstances pathologiques, il faut distinguer les névralgies de nature différente : les unes restent étrangères à la constitution, elles sont isolées, elles résultent d'une cause extérieure, du froid, de l'humidité, d'une contusion, d'une blessure, etc.; dans les autres l'affection est essentielle; née sous l'empire d'une susceptibilité nerveuse générale, elle n'en devient, en quelque sorte, que la traduction; en ce dernier cas, c'est le système nerveux qu'il faut avant tout calmer, si on veut faire taire les troubles révélateurs.

Les eaux tempérées de Barèges, celles de Barzun, de Saint-Sauveur, agiront comme sédatives, avec lenteur, il est vrai, mais d'une manière sûre, pour rétablir l'équilibre du système nerveux. Elles seront administrées en bains et en boissons, en se conformant aux règles d'une sage circonspection.

Les eaux de Barzun devront toujours être préférées pour les boissons, lorsqu'il s'agira de névralgies des muqueuses intestinales.

Si les névralgies sont accidentelles, on aura recours, dans les premiers moments, aux eaux tempérées, surtout quand il existe quelques signes d'exaspération; plus tard on se servira sans danger des eaux chaudes, en faisant un appel à leur puissance révulsive.

Première observation. — Névralgie sus-orbitaire.

Richard, gendarme, d'un tempérament nerveux, âgé de 28 ans, éprouvait depuis trois ans des douleurs périodiques qui s'irradiaient du trou sus-orbitaire droit à la paupière supérieure, au front, au sourcil. Cette affection avait insensiblement déterminé une paralysie de la paupière supérieure et un trouble assez grand dans la vue, du côté malade.

Comme cette névralgie paraissait avoir pour cause l'action d'un froid humide, les eaux chaudes de Barèges furent administrées sous toutes les formes, surtout en petites douches. Le succès fut des plus complets au bout d'un mois. Non seulement les paroxismes habituels ne se renouvelèrent plus, mais l'œil et la paupière avaient recouvré leurs fonctions habituelles.

Deuxième observation. — Gastro-entéralgie.

D..., garde du génie, d'un tempérament nerveux, âgé de 30 ans, revenait des colonies, où il avait contracté, depuis cinq ans, des coliques nerveuses, mobiles, dans les diverses régions du tube digestif, se renouvelant fréquemment. Il y avait un état habituel de borborygmes, de constipation, d'inappétence et de contractions spasmodiques des parois abdominales, surtout pendant les paroxismes.

Une grande anxiété, la pâleur de la face, des palpitations du cœur, des douleurs sympathiques dans les membres, une faiblesse générale,signalaient une exaltation des plus grandes du système nerveux.

Ce malade fit pendant deux mois usage des eaux de Saint-Sauveur en bains et en boissons, et vit, comme par enchantement, succéder un calme général aux accidents orageux que nous venons de relater. La disparition des douleurs, le retour des forces musculaires et de la régularité des fonctions digestives font espérer une cure complète.

Troisième observation. — Gastralgie.

C..., jeune commis, âgé de 20 ans, d'un tempérament essentiellement nerveux, éprouvait depuis quatre ans, et à des époques rapprochées, une sensation de chaleur brûlante et douloureuse dans la région épigastrique, qui se propageait le long de l'œsophage ; elle était accompagnée de rapports acides, de régurgitations et de vomissements.

Le malade fit usage pendant deux mois des eaux de Barzun en boissons ; il prit également trente bains tempérés de Barèges. Le succès ne se fit pas attendre : le paroxisme ne se renouvela qu'une seule fois, vers le dixième jour du traitement ; depuis il ne se répéta plus, et la cure paraît certaine, à en juger par la régularité des fonctions digestives.

Quatrième observation. — Névralgie fémoro-poplitée.

Laborde, âgé de 23 ans, d'un tempérament nerveux, était, à la suite de plusieurs jours de marche par un temps pluvieux, tourmenté depuis quinze mois par une douleur parfois assez violente, s'irradiant de l'échancrure sciatique, le long du nerf, jusqu'à la région fémoro-poplitée. Cette affection s'exaspérait deux à trois fois par mois, et, dans l'intervalle des accès, il restait un grand engourdissement du membre, qui se compliquait d'un sentiment douloureux lorsque le malade fesait un exercice un peu prolongé. La faiblesse des mouvements et l'atrophie des parties atteintes se prononçaient de jour en jour davantage.

15 bains tempérés, auxquels ont succédé 50 bains de piscine (39 degrés centigrades), 25 grandes douches de Barèges, ainsi que 45 litres d'eau tempérée en boissons, ont fait cesser les douleurs, rappelé les forces musculaires et la nutrition normale ; les sueurs ont été des plus abondantes.

Dans les 1re et 4e observations, la cause première qui a fait éclater la maladie était tout accidentelle. Le tempérament nerveux des sujets atteints a pu favoriser le développement de la névralgie, mais seul il n'aurait pas suffi pour lui donner naissance. Aussi ce sont les eaux chaudes qui ont été chargées d'amener la cure.

Dans les 2e et 3e observations, c'est le système nerveux dont l'exaltation extrême se révélait par des manifestations pathologiques.

C'est donc à ce système qu'il a fallu s'adresser, au moyen deseaux tempérées.

Toute l'habileté du médecin consiste à juger ces circonstances premières, s'il veut, en traitant des affections si capricieuses et si rebelles, tenir d'une main sûre le puissant gouvernail de la thérapeuthique thermale.

TABLEAU SYNOPTIQUE DES NÉVRALGIES

traitées par les eaux thermales.

		Guérison.	Amélio-ration.	Effets nuls.	Exaspé-ration	Tot. des maladies.
NÉVALGIE.	Sus-obitaire compliquée de paralysie et de vue trouble.	1	1	«	«	2
	Sus-orbitaire.	1	1	1	»	3
	Gastro-entéralgie.	2	5	1	»	8
	Fémoro-poplitée.	9	9	1	»	19
	Id. avec faiblesse, raideur et torpeur.	1	3	1	»	5
	Id. avec atrophie et paralysie incomplète.	2	5	»	»	7
	Fémorale.	3	5	1	»	9
	Total.	19	~~92~~ 29	5	0	53

PARALYSIES.

Les paralysies que nous soumettons à l'action des eaux de Barèges consistent plus fréquemment dans un affaiblissement notable de la sensibilité et du mouvement, ou bien d'une seule de ces deux facultés, que dans leur abolition complète.

Cette circonstance heureuse est due à ce que généralement ces affections, déjà anciennes, ont éprouvé une amélioration première, mais qui depuis est restée stationnaire et sans progrès bien réel.

Le blâme que l'on a jeté sur l'emploi de nos eaux dans les paralysies tient à ce que l'on a négligé l'esprit d'analyse, pour ne considérer la maladie que sous un point de vue trop général et dans une forme toujours identique, sans s'inquiéter de son siége, de ses causes et de sa nature.

Les paralysies qui ont leur siége dans les cordons nerveux, c'est-à-dire dans les organes de la motilité et de la sensibilité, ou bien dans ceux qui sont chargés de transmettre ces deux facultés, sont locales et toujours partielles ; la cause existe là où les effets se manifestent. Cette variété rentre dans le domaine des maladies qui leur ont donné naissance, et en suit la destinée. Telles sont les amauroses, les surdités, les aphonies, les paralysies rhumatismales, névralgiques, traumatiques, celles qui proviennent de la distension prolongée des organes creux, d'abus de fonctions, etc. Nous n'avons pas à nous en occuper pour le moment.

En seconde ligne viennent les paralysies dont la cause réside dans une lésion de la moelle ; elles affectent les membres abdominaux, soit en totalité, soit en partie, et peuvent s'étendre parfois aux muscles abdominaux, au rectum, à l'appareil urinaire et aux organes de la génération, ce qui est toujours alors une complication des plus compromettantes pour le succès de la cure.

Avant d'admettre ces paralysies à la stimulation thermale, il faut s'assurer qu'elles ne sont pas entretenues par une inflammation chronique de l'appendice rachidienne, qui souvent marche d'une manière lente et insidieuse, et ne trahit son existence que par des manifestations fugaces et difficiles à saisir ; car, dans ce cas, les paralysies ne sont qu'un symptôme qu'il faut respecter, et ce n'est pas sur ce terrain qu'il faut engager l'attaque.

L'asthenie, ou toute autre altération vitale que les accidents primitifs ont laissée dans la moelle après leur passage, sont toujours avantageusement modifiées par la stimulation thermale, qui amène la disparition plus ou moins complète de la paralysie.

Les paralysies générales ou partielles d'une moitié latérale du corps ont toujours leur siége dans le cerveau, et réclament l'attention la plus sérieuse en raison de l'importance de l'organe malade. Ces paralysies, comme celles qui surviennent dans la myélite chronique, peuvent être déterminées par une inflammation, qui parfois procède sourdement à des désordres organiques dont le plus ordinaire est le ramollissement de la substance cérébrale. Alors les paralysies s'installent progressivement comme la maladie d'où elles émanent; en les attaquant imprudemment par la stimulation thermale, avant d'avoir éteint l'inflammation primitive qui les entretient, on s'attache à un symptôme et on aggrave évidemment la maladie.

Mais, le plus souvent, ces paralysies tiennent à une apoplexie, et se manifestent alors tout-à-coup; il ne faut pas oublier, dans ce cas, que le travail particulier qui se développe autour du foyer sanguin, pour faciliter la résorption du caillot, nécessite un état permanent de phlogose plus ou moins actif dans les premiers temps. Ce n'est que quand les accidents primitifs sont dissipés et le travail de résorption fort avancé, ce que l'on reconnaît à un retour prochain des propriétés vitales, qu'on peut commencer la médication thermale. On la dirigera de manière à ne provoquer qu'une action excitante, douce et légère, qui trouvera son utilité dans ces affections chroniques pour accélérer l'absorption.

D'après ce qui vient d'être exposé, il est évident qu'il existe plus d'espoir de guérison, et surtout de guérison prompte, pour les paralysies qui sont dues à une modification spéciale de l'organisme sans altération manifestepour celles qui se sont montrées tout-à-coup, ainsi que pour d'autres qui, comme par une sorte d'habitude, semblent encore survivre après la résoption de l'épanchement.

Il n'en sera pas de même pour les paralysies qui se sont établies d'une manière lente et insensible : les désordres organiques qu'elles révèlent alors sont souvent au-dessus de la puissance de l'art. Dans ce dernier cas rentrent encore les paralysies qui reconnaissent une cause mécanique, telle que corps étrangers, fongus cranien, exostoses, tubercules, kistes, etc.

Il faut commencer le traitement avec prudence, débuter par les eaux tempérées, pour passer graduellement aux eaux chaudes.

Les bains seront peu prolongés, surtout dans les premiers jours; leur durée sera, de vingt à quarante minutes, jusqu'à une heure au plus; leur température ne dépassera guère celle du sang humain.

Les douches ne seront pas oubliées : on les promènera fréquemment sur toute l'étendue de la colonne vertébrale et sur le trajet des gros troncs nerveux. Celles de Barèges, en raison de la haute température de leur colonne aqueuse, seraient d'un grand secours si on n'avait pas, dans certains cas, à craindre l'élévation de leur atmosphère ambiante. Cependant nous les avons employées jusqu'à ce jour sans accidents; celles de Barzun, toujours d'une application plus efficace, quand on ne voudra obtenir qu'une percussion mécanique, seront constamment exemptes des dangers que nous avons signalés pour celles de Barèges. Les eaux prises en boissons, en quantité modérée, à une température de 38 degrés centigrades, seconderont avantageusement l'action des bains et des douches : dans les paralysies complètes, la motilité est toujours la première à disparaître et la dernière à revenir, et les parties que la maladie envahit les premières sont celles où elles cèdent en dernier lieu.

L'âge avancé, une constitution pléthorique, une disposition habituelle aux congestions sanguines vers la tête et la poitrine contre-indiquent l'usage des eaux.

Pendant la durée des bains et des douches, il sera bon de surveiller le malade, de renouveler et de maintenir à une basse température l'atmosphère ambiante, et même de pratiquer quelques ablutions d'eau froide sur la tête. Pour avoir négligé ces diverses recommandations, on court risque de voir l'apoplexie se renouveler ; cependant il ne faudrait pas toujours s'en prendre alors à la stimulation, puisque cette maladie s'était déjà, une première fois, déclarée sans son concours, mais il n'en est pas moins vrai que cette médication peut fortement favoriser le retour des attaques.

Première observation. — Hémiplégie.

Sahuo, sapeur du génie, âgé de 30 ans, d'un tempérament sanguin, était atteint d'une paralysie du mouvement de tout le côté gauche du corps, avec un engourdissement prononcé de la sensibilité des téguments et un embarras dans l'émission de la parole.

Cette maladie s'était déclarée tout-à-coup sept mois auparavant, à la suite d'une congestion cérébrale qui avait été précédée, pendant huit jours, d'un point douloureux dans la région temporale droite ; au moment où elle fut soumise à l'action des eaux, elle était en voie manifeste d'amélioration. Aussi 45 bains chauds, 12 douches et les boissons minérales ont rappelé le retour des forces d'une manière bien évidente dans l'extrémité inférieure ; il n'en a pas été de même pour l'extrémité supérieure qui n'a que légèrement gagné ; la parole est devenue plus facile.

Ce succès doit se compléter encore par l'action consécutive des eaux, qui est presque toujours constante dans ces sortes de maladies.

Deuxième observation. — Paraplégie.

David, garde municipal, âgé de 37 ans, d'un tempérament lymphatique, éprouvait depuis huit mois une diminution notable de la sensibilité et de la motilité des extrémités inférieures et de la vessie.

Ces accidents avaient été précédés et constamment accompagnés de douleurs dans la région lombaire; ils s'étaient manifestés d'une manière progressive, et reconnaissaient pour cause l'existence d'une miélyte à peine éteinte, due à une violente contusion reçue sur les lombes.

La prudence exigeait ici d'avoir recours à quelques bains tempérés, pour faire disparaître les dernières traces de l'inflammation. Ce n'est qu'après la diminution bien manifeste des douleurs que le malade eut recours à 25 bains chauds et 20 douches. Cette modification stimulante a eu pour résultat, non seulement d'arrêter la marche de la maladie, mais encore de rappeler en partie le retour des facultés vitales; tout fait espérer une amélioration encore plus satisfaisante de l'action consécutive des eaux.

Troisième observation. —Paralysie générale.

Courtin, mécanicien de la marine royale, âgé de 35 ans, d'un tempérament sanguin, était atteint d'une grande diminution du mouvement dans les extrémités, tant supérieures qu'inférieures, en même temps des douleurs fréquentes dans les temps froids et humides, y signalaient une exaltation de la sensibilité.

Cette affection, qui datait d'une année, s'était manifestée

d'une manière progressive pendant le cours d'une phlegmatie spino-cérébrale de nature pernicieuse. Il est juste de dire qu'elle était en voie de guérison.

20 bains tempérés, 30 bains à 38 degrés centigrades, 20 douches lancées sur la colonne vertébrale, joints à l'usage des eaux en boissons, rappelèrent en grande partie les forces musculaires et calmèrent les douleurs.

Depuis, ce malade est venu passer une nouvelle saison à Barèges, a obtenu un succès complet, et a repris ses occupations habituelles.

La promptitude avec laquelle la paralysie a cédé doit faire présumer qu'elle tenait à une perversion vitale des centres nerveux, sans altération organique bien notable. La stimulation thermale a suffi pour la faire cesser et rétablir le jeu des fonctions, momentanément suspendu.

TABLEAU SYNOPTIQUE DES PARALYSIES
traitées par les eaux de Barèges.

		Guérison.	Amél.	Effets nuls.	Total des malades.
PARALYSIES PLUS OU MOINS INCOMPLÈTES.	Du mouvement des extrémités inférieures.	3	3	1	7
	Du mouvement et de la sensibilité des mêmes parties.	«	2	1	3
	Du mouvement d'un membre supérieur.	«	4	1	5
	Du mouvement d'une moitié latérale du corps.	«	«	2	2
	Du mouvement et de la sensibilité de la même partie.	«	2	«	2
	Du mouvement de toutes les extrémités.	1	1	«	2
		4	12	5	21

La suite au prochain numéro.

www.ingramcontent.com/pod-product-compliance
Ingram Content Group UK Ltd.
Pitfield, Milton Keynes, MK11 3LW, UK
UKHW021041260726
13994UKWH00005B/2287